CONTRIBUTION A L'ÉTUDE

DU TRAITEMENT

DES FISTULES

VÉSICO-VAGINALES

—

VOIE HYPOGASTRIQUE

—

PAR

François DOUMERG

DOCTEUR EN MÉDECINE

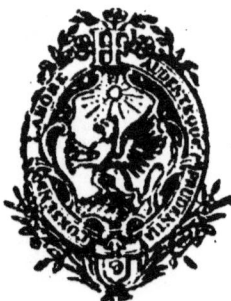

MONTPELLIER
IMPRIMERIE CENTRALE DU MIDI
(HAMELIN FRÈRES)
—
1895

CONTRIBUTION A L'ÉTUDE

DU TRAITEMENT

DES FISTULES

VÉSICO-VAGINALES

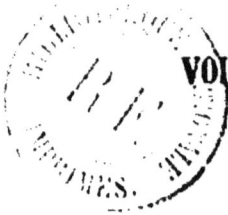

VOIE HYPOGASTRIQUE

PAR

François DOUMERG

DOCTEUR EN MÉDECINE

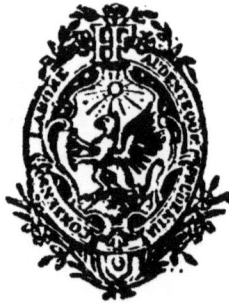

MONTPELLIER
IMPRIMERIE CENTRALE DU MIDI
(HAMELIN FRÈRES)
—
1895

A MON PÈRE ET A MA MÈRE

A MON FRÈRE ET A MA BELLE-SŒUR

A MADEMOISELLE J. GÉLIS

F. DOUMERG.

A MONSIEUR LE PROFESSEUR CARRIEU

A M. LE PROFESSEUR AGRÉGÉ ESTOR

F. DOUMERG.

A MON PRÉSIDENT DE THÈSE

MONSIEUR LE PROFESSEUR GRYNFELTT

F. DOUMERG.

A MES PARENTS

A MES AMIS

F. DOUMERG.

INTRODUCTION

———

Au dernier Congrès de chirurgie, tenu à Lyon (octobre 1894), M. Pousson (de Bordeaux) a communiqué une observation de cystotomie sus-pubienne appliquée au traitement de certaines fistules vésico-vaginales, et il a appelé l'attention sur cette méthode opératoire encore peu employée. C'est de là qu'est sortie, sous l'inspiration de M. le professeur agrégé Estor, l'idée de notre thèse inaugurale.

Nous n'avons pas eu la prétention d'ajouter des faits nouveaux à ceux qui ont été publiés jusqu'à ce jour, et à grossir ainsi le contingent encore peu considérable de ce procédé. Notre but a été tout autre ; nous avons voulu simplement, par l'étude des observations publiées jusqu'ici, essayer de déterminer les indications de la méthode sus-pubienne et en déduire le manuel opératoire et les résultats.

Nous avons donc divisé notre travail de la façon suivante :

Dans un premier chapitre, nous faisons l'historique rapide du traitement des fistules par la voie vaginale et par la voie vésicale ou hypogastrique.

Un deuxième chapitre présente les indications de la méthode hypogastrique.

Dans un troisième, se trouve un essai de manuel opératoire.

Dans un quatrième, nous faisons connaître les résultats et les avantages du procédé.

Enfin, après les observations, nous donnons nos conclusions.

Avant d'entrer dans notre sujet, nous tenons à remercier M. le professeur Grynfeltt de l'honneur qu'il nous fait en présidant notre thèse.

Nous n'aurons garde aussi d'oublier M. le professeur Carrieu, qui nous a témoigné une bienveillante sympathie durant le temps de nos études : qu'il soit assuré de notre reconnaissance.

Que M. le professeur agrégé Estor reçoive ici nos remerciements pour l'accueil toujours bienveillant qu'il nous a montré durant la préparation de notre travail.

CONTRIBUTION A L'ÉTUDE

DU TRAITEMENT

DES FISTULES

VÉSICO-VAGINALES

VOIE HYPOGASTRIQUE

CHAPITRE PREMIER

HISTORIQUE

Avant la vulgarisation de la méthode américaine dans le traitement des fistules vésico-vaginales, la cure de ces fistules était unanimement regardée comme un des problèmes les plus ardus de la médecine opératoire. Malgré ses efforts, l'art était le plus souvent vaincu. De temps en temps, les recueils périodiques publiaient un cas de guérison; mais plus d'un chirurgien, justement renommé, n'avait jamais eu la bonne fortune de réussir.

Aussi la grande majorité des praticiens ne risquaient pas l'entreprise, et les chirurgiens de profession n'abordaient-ils eux-mêmes qu'avec répugnance une tâche qui promettait si peu.

Aussi l'opération était-elle en quelque sorte monopolisée

entre les mains d'un très petit nombre d'hommes habiles et persévérants qui, çà et là, comblaient une fistule à force de ténacité, de dextérité et d'expérience spéciale.

Il est juste cependant de dire que Jobert (de Lamballe) avait fini par être, après bien des essais, moins malheureux que ses collègues. Parmi ses nombreuses opérations, le chiffre des succès complets atteignait enfin une moyenne plus consolante. D'autres chirurgiens, soit en France (Maisonneuve et Malgaigne), soit à l'étranger (Roser, Simon, Esmarch, Hayward), ayant poursuivi le même problème, avaient obtenu quelques résultats passables.

Mais c'était là une opération curative encore loin de la perfection, puisqu'elle décourageait les hommes mûrs, rompus à la pratique, qu'elle faisait reculer les jeunes chirurgiens pleins d'ardeur, et qu'enfin, tout en compromettant la vie, elle était, dans ses résultats, incertaine à ce point d'exiger une expérience personnelle spéciale, longue et difficile à acquérir.

Ce n'était pas non plus une opération vulgaire, car elle n'était pas accessible à tous les chirurgiens munis d'une dose moyenne d'instruction et de dextérité manuelle.

Et certes ce tableau, tracé par Verneuil, n'était pas assombri à plaisir. En effet, la suture d'une perforation un peu étendue de la cloison vésico-vaginale passait pour si insolite qu'on niait, ou pour le moins on mettait en doute, tout succès décisif lorsque la fistule occupait le bas-fond de la vessie ; on discutait avec un singulier acharnement les observations données comme probantes par Lallemand et ses imitateurs ; les guérisons dûment constatées étaient regardées comme de curieuses exceptions, et, chose plus démonstrative, on refusait d'opérer dans les cas les plus favorables possible.

Tel était l'état de la science à cette époque, lorsque Bozeman, élève de Marion Sims, vint à Paris et y fit connaître un procédé qui, entre ses mains, avait été couronné de succès déjà nombreux. Ce procédé fut bientôt mis à l'épreuve par Follin et Verneuil, et, comme Bozeman, ces chirurgiens eurent d'excellents résultats. Grâce à leur pratique et à leurs publications, la méthode américaine supplanta toutes les autres, et, à l'heure actuelle, elle est le traitement de choix des fistules vésico-vaginales.

Notre but n'étant point de faire l'étude de ce procédé, nous nous contenterons de dire en quelques lignes ce qui l'a d'emblée imposé et ce qui en fait la supériorité.

La position de la femme et l'emploi du spéculum univalve servant à la fois d'écarteur et de réflecteur facilitent l'opération. L'avivement large et oblique n'intéressant que la muqueuse du vagin et respectant celle de la vessie, la multiplicité des sutures, l'emploi de fils métalliques très fins parcourant un long trajet dans l'épaisseur de la paroi, favorisent puissamment, ainsi que l'addition de la plaque, le travail de la réunion immédiate; car, de cette façon, on adosse de larges surfaces saignantes, on prolonge longtemps leur coaptation rigoureuse, on rend difficile l'insinuation funeste de l'urine dans leur intervalle et on immobilise toute la région opérée.

La sonde à double courbure très courte, très légère, n'exigeant aucun moyen de fixation, soutire exactement l'urine et n'exerce aucun contact avec la face intra-vésicale de la suture dont elle reste toujours éloignée.

L'inflammation locale et les accidents qui en découlent, causes si communes d'insuccès, sont ici réduits au minimum par les limites exiguës du traumatisme, par l'absence d'infiltration d'urine, par l'innocuité d'un avivement très superficiel, par l'abstention de toutes les manœuvres autoplastiques.

D'après ce que nous venons de dire, il semble que le procédé américain doive réussir toutes les fois qu'il est appliqué;

or ne voyons-nous pas des cas où, malgré son emploi réitéré, la fistule persiste toujours, sans doute diminuée, mais ayant conservé ses graves inconvénients?

C'est qu'alors la fistule réalise certaines conditions que nous étudierons plus loin en détail et qui mettent en défaut le traitement par la voie vaginale.

Cette impuissance de la méthode de choix n'a pas échappé aux chirurgiens, et c'est pour y remédier qu'ils ont eu l'idée de transformer en annexe de la vessie une des cavités natu-relles de voisinage. Ainsi sont nées l'oblitération de la vulve (épisiorrhaphie de Vidal de Cassis), du vagin (colpocléisis de ' Simon), l'hystéro-cléisis de Jobert, la fistulisation recto-vagi-nale, combinée à l'occlusion du vagin, de Rose : interventions constituant la méthode dite indirecte du traitement des fis-tules.

Ces diverses opérations qui substituent, en somme, à un état pathologique antérieur un autre état pathologique, ont donné sans doute des résultats au point de vue de la conten-tion des urines ; mais il ne faut pas oublier leurs conséquen-ces fâcheuses : suppression des fonctions génitales (copula-tion et fécondation), inflammation du vagin, de l'utérus ou du rectum résultant de la dérivation de l'urine, infection ascen-dante de l'appareil urinaire.

Enfin, comme ressource ultime, M. Michaux a proposé au sixième Congrès français de chirurgie, d'atteindre les fistules par la voie ischio-rectale avec fenêtre vaginale ou mieux peut-être avec incision latérale de la grande lèvre et de tout le vagin. D'après lui, par cette voie détournée, on met en lu-mière des fistules juxta-cervicales adhérentes aux os, en-tourées de tissus cicatriciels, et, si ces adhérences ne sont pas encore trop considérables, on peut les réparer par l'avivement et la suture.

Malheureusement ce procédé n'a été expérimenté que par

son auteur, et encore n'a-t-il pas réussi complètement. Aussi ne peut-il être mis encore en ligne de compte.

En présence de l'impossibilité de guérir les fistules par la méthode vaginale, et des dangers et inconvénients de la méthode indirecte, des opérateurs ont songé à utiliser l'ouverture sus-pubienne de la vessie pour arriver sur la fistule, l'aviver et la suturer ; c'est là ce que nous pouvons appeler réellement la *voie vésicale* dans le traitement des fistules.

On avait, en effet, utilisé déjà cette voie, mais simplement à titre d'adjuvant et pour faciliter les manœuvres de l'avivement et de la suture par le vagin.

C'est ainsi que Cruveilhier fils et Villeneuve (de Marseille) ont proposé de généraliser à toutes les opérations de fistule vésico-vaginale la manœuvre suivante : introduire le doigt dans la vessie par l'urèthre dilaté et faire saillir et abaisser, avec ce doigt recourbé en crochet, la cloison, de manière à mettre bien en lumière les bords de la solution de continuité et à en pratiquer l'avivement et. la suture sans difficulté.

Après eux, Follet (de Lille), ayant, à l'aide du doigt introduit dans la vessie par le canal, décollé le réservoir urinaire de l'utérus pour oblitérer par la suture une fistule vésico-utérine, proposa de réserver ce procédé d'éversion de la cloison aux cas de fistules vésico-génitales ayant un siège très élevé.

On voit donc que ce n'étaient là que de simples manœuvres ne pouvant être érigées en méthodes opératoires.

L'idée de la taille sus-pubienne pour arriver sur la fistule est de date récente ; elle est restée d'abord théorique, et, même à l'heure actuelle, elle n'est pas mentionnée par certains classiques. Cependant Eug. Monod a entrevu sa possibilité, et voici ce qu'il dit à ce sujet dans l'article FISTULES URINAIRES du *Dictionnaire encyclopédique* (1886):

« Il y aurait enfin un dernier moyen d'atteindre directement une fistule vésico-utérine: ce serait de l'aborder par la
voie vésicale à l'aide de la taille hypogastrique. L'idée qui a
été déjà émise pour les fistules vésico-intestinales reste encore dans le domaine théorique, mais elle nous paraît être de
tous points rationnelle. Peut-être un avenir prochain se
chargera-t-il de démontrer qu'elle est non seulement praticable, mais qu'elle contient en germe le traitement de choix
pour un groupe important de fistules urinaires. »

Or, depuis que Monod a écrit ces lignes, l'avenir a, en
effet, démontré que cette idée était praticable et que, mise
à exécution l'opération par la voie vésicale a donné de bons
résultats.

Le premier chirurgien qui a fait passer cette idée de la
théorie dans la pratique est Trendelenburg. Il a exécuté trois
fois cette opération: les deux premiers cas restèrent sans
succès et on fit plus tard le colpocléisis. Dans le troisième cas,
il obtint une guérison complète.

Son exemple a été suivi en Allemagne, en Angleterre, en
Amérique et en France, et actuellement le nombre des observations *publiées* s'élève à 10, avec des résultats variés que
nous faisons connaître plus loin.

C'est la pratique de ces chirurgiens que nous voulons mettre en lumière ; sans doute, les matériaux ne sont pas très
nombreux, mais ils permettent de déterminer les indications
de la méthode sus-pubienne, d'en décrire le manuel opératoire
et d'en juger la valeur.

CHAPITRE II

INDICATIONS DE LA VOIE VÉSICALE

La première condition pour exécuter des opérations délicates d'une manière méthodique, c'est de voir ce que l'on fait, sans quoi on omet facilement une petite précaution, on avive imparfaitement, on place mal une suture, et en définitive on recueille l'insuccès. Moins une fistule vésico-vaginale est accessible, moins on a de chance de la guérir.

Examinons donc les causes qui rendent les fistules inaccessibles à l'œil ou aux instruments, et nous aurons ainsi déterminé les cas où la méthode vésicale sera employée avec avantage.

Siège. — Certaines variétés de fistules sont situées très haut, et, par suite, malgré l'abaissement des parties, il n'est pas possible de les amener assez près de la vulve, pour que les instruments aient facile accès sur elles ; telles sont les fistules *vésico-utérines* et les fistules *vésico-cervicales* ou *vésico-utéro-vaginales profondes*.

Étendue. — La perte de substance est très considérable : dans ces cas, les bords de la fistule ne peuvent être amenés au contact, ou bien, si on réussit à les affronter, il y a tension sur les fils de suture et coaptation insuffisante pour produire la cicatrisation. Or, en employant la voie vésicale, on peut mobiliser la paroi postérieure de la vessie, faire glisser cette paroi et combler ainsi l'orifice fistuleux. Telle a été la pratique de Bardenheuer. qui a obtenu ainsi l'oblitération d'une énorme fistule vésico-utérine.

Adhérences. — Il est rare aussi que le travail de nécrose qui a produit la perte de substance ne se soit pas accompagné, dans les parties environnantes, d'un travail de réaction se traduisant par des adhérences fixant la fistule aux parois du bassin. Or ce sont ces adhérences qui ne permettent pas d'abaisser plus tard la fistule et qui préparent un échec au traitement par la voie vaginale.

État du vagin. — D'autres fois, il existe dans l'intérieur du vagin, au-dessous de la fistule, des brides transversales plus ou moins saillantes, ou un rétrécissement plus ou moins long, qui masquent tout à fait la perforation.

L'orifice fistuleux peut aussi être relégué au centre d'une dépression infundibuliforme, dont la formation est due à la rétraction inodulaire, à des adhérences extra-vaginales, à des brides cicatricielles.

Enfin, la fistule est petite et la paroi vaginale est très mobile, très ample, en quelque sorte exubérante, de telle façon qu'il faut réprimer et refouler à chaque instant les gros plis formés pour apercevoir l'orifice.

Dans les cas que nous allons passer en revue maintenant, la voie vésicale est plus spécialement indiquée que dans les précédents.

Fistules non puerpérales dans le jeune âge. — Il s'agit ici de fistules observées dans le jeune âge, soit à la suite de gangrène du vagin dans le décours des fièvres éruptives, soit à la suite

d'un traumatisme ou d'une ulcération de la cloison par un calcul de la vessie, comme Pousson en a publié une observation,
que nous reproduisons plus loin. Évidemment ces sortes de
fistules semblent plus particulièrement échapper à la voie
vaginale, en raison de l'étroitesse des parties molles et du
faible écartement des branches ischio-pubiennes dans l'en-
fance.

Fistules artificielles. — Ces fistules, que nous appelons artificielles, résultent de l'ablation d'une tumeur occupant le plancher de l'urèthre et le bas-fond de la vessie (observation de
Mac. Gill). La suture de la perte de substance ainsi produite
n'est alors qu'un temps de l'opération générale, et il est tout
naturel qu'on profite de l'ouverture de la vessie pour fermer la
fistule de ce côté.

Dans cette catégorie, nous pouvons mentionner une variété
de fistule artificielle qu'a observée M. le professeur agrégé
Estor, et qu'il se propose d'opérer par la voie vésicale.

Il s'agit d'une femme n'ayant pas de vagin, et dont le sang
des règles, s'accumulant dans la vessie, avait amené une distension exagérée de ce réservoir et la formation d'une grosse
tumeur au périnée. Comme on n'avait pensé qu'à une simple
imperforation du vagin, on plongea le bistouri dans cette tumeur et on s'aperçut alors qu'on avait ouvert la vessie. C'est
cette perforation qui a été l'origine de la fistule actuelle.

Enfin, comme dernière indication de la méthode vésicale,
nous avons l'échec répété de la méthode vaginale. Ne
voyons-nous pas, en effet, des fistules être l'objet de cinq ou
six interventions par le vagin, et néanmoins récidiver? Il nous
semble que, dans de pareils cas, il est légitime de tenter un
autre procédé d'oblitération et d'avoir recours à une opération
qui, comme nous le verrons plus loin, donne de bons résultats.

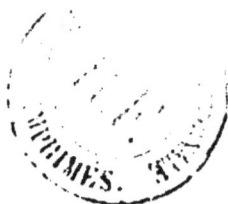

2

Nous n'ignorons pas qu'avant d'employer la taille hypogastrique, et surtout à l'époque où cette opération n'était pas encore rentrée en faveur, on s'était préoccupé de l'impossibilité d'agir sur certaines fistules, et on avait proposé différents moyens de les rendre accessibles.

Ainsi, Bourguet (d'Aix) avait employé le procédé du ruban pour les fistules haut placées. Il consistait dans la manœuvre suivante :

Une sonde de Belloc est portée dans l'urèthre jusqu'à la fistule, où elle s'engage pour revenir à l'orifice vulvaire. Un ruban assez fort, long de 40 centimètres, est fixé au bouton de la sonde par une de ses extrémités, qui est ramenée au dehors par la vessie et l'urèthre. On a ainsi une anse uréthro-vaginale passant par la fistule, avec un chef vaginal et un chef uréthro-vésical. On fixe à ce dernier une sonde de gomme élastique de 7 millimètres de diamètre, qu'on porte dans la vessie et qu'on enfonce à quelques centimètres au delà de la fistule, jusqu'à ce que le point où est fixé le ruban soit arrivé au niveau de la perforation, on attire alors dans le vagin le chef vésical, on le réunit au chef vaginal et l'on constitue ainsi une anse fermée qui pend dans le vagin ; il suffit d'exercer une traction sur ce lien pour attirer la sonde qui abaisse, à son tour, la cloison vésico-vaginale, et met en évidence les bords de la fistule.

Diffenbach avait imaginé le procédé suivant : Le spéculum mis en place, il introduisait dans le vagin une longue pince à griffes avec laquelle il saisissait la paroi vaginale derrière la fistule, après quoi une seconde pince était implantée au-devant de l'ouverture. Les deux instruments étant réunis dans la main droite, on retirait le spéculum de la main gauche. On tirait doucement pour effectuer l'abaissement du vagin ; si la tension devenait trop forte, on implantait deux crochets sur les côtés et on tirait simultanément sur les quatre instruments jusqu'à ce que la perforation devînt visible entre les petites lèvres.

Jobert (de Lamballe) abaissait indirectement la fistule à l'aide de tractions opérées sur le col utérin.

Enfin, pour les brides, les adhérences, les sténoses du vagin, Bozeman s'est servi de boules, afin d'arriver à une dilatation suffisante, et Chaput a préconisé les débridements profonds.

Tous ces expédients ont incontestablement élargi le champ de la méthode vaginale, mais ils ne sauraient néanmoins avoir la prétention d'en rendre justiciables toutes les fistules se présentant dans les conditions citées plus haut.

CHAPITRE III

MANUEL OPÉRATOIRE

Nous diviserons l'opération de la fistule vésico-vaginale par la voie hypogastrique en un certain nombre de temps que nous étudierons en détail. Nous ferons connaître, dans chacun d'eux, les différentes pratiques mises en œuvre par les chirurgiens qui ont eu recours à cette intervention.

PRÉCAUTIONS PRÉLIMINAIRES.— Comme dans toute opération importante, et, ici surtout, en raison même des organes sur lesquels on va agir, l'asepsie doit présider à tous les temps : par conséquent la région sera lavée et désinfectée avec soin les jours qui précéderont l'intervention, et au moment même de celle-ci. Les urines, surtout dans le cas de fistules anciennes, ayant subi un certain degré de décomposition, laissent déposer sur le vagin, la vulve et le périnée, des incrustations phosphatiques : on débarrassera ces parties au moyen de bains et de lotions alcalines.

Les érythèmes, les excoriations et les ulcérations qu'on observe si souvent sur le passage de l'urine, seront traitées par des pommades à l'acide borique, au calomel, à l'oxyde de zinc.

La vessie devant être le théâtre principal de l'opération, le chirurgien ne saurait trop prendre de précautions pour la rendre apte à supporter toutes les manœuvres opératoires et la mettre dans des conditions telles qu'elle ne puisse nuire à leur réussite. Ainsi, on fera disparaître l'inflammation de cet organe par des lavages boratés et même nitratés. La composition des urines sera modifiée par des boissons abondantes légèrement diurétiques, surtout le lait, et par l'administration de salol qui fera en même temps une antisepsie interne du réservoir urinaire.

Le moment de l'opération venu, on fait l'anesthésie; la malade a été placée dans la position de Trendelenburg, c'est-à-dire le bassin élevé et la tête basse. Cette position a l'avantage d'éloigner le cul-de-sac péritonéal de la symphyse, par suite de la chute des viscères abdominaux sur le diaphragme.

Elle peut être conservée tout le temps de l'intervention; ou bien, comme l'ont fait Trendelenburg et Mac Gill, on peut mettre la patiente dans la position ordinaire de la taille au moment de la suture.

Le chirurgien se place à droite, comme dans la taille hypogastrique en général; au cours de l'opération, il évoluera suivant les nécessités de l'avivement et du passage des fils.

PREMIER TEMPS. — *Incision de la paroi abdominale et ouverture de la vessie.* — Dans tous les cas de fistules vésico-génitales opérées jusqu'à ce jour par la voie vésicale, les opérateurs, à l'exception d'un seul, ont incisé *transversalement* les téguments et la vessie; Pousson, en effet, est le seul qui ait eu recours à la taille verticale commune. Quels sont donc les avantages de chacune de ces incisions, et laquelle faudra-t-il choisir ?

L'incision transversale, en sectionnant les muscles droits de l'abdomen, ou mieux en les désinsérant presque du pubis, donne plus de jour et par suite rend plus faciles, surtout au niveau du col, les manœuvres d'avivement et de suture de la fistule; en outre, elle n'expose nullement à blesser le péritoine, même si la vessie est vide. Mais, en revanche, la plaie abdominale se ferme beaucoup plus lentement, et parfois même, comme cela est arrivé dans deux des observations citées, il y a persistance d'une fistule hypogastrique; la cicatrice n'est jamais aussi solide que celle de la taille verticale et présente une plus grande tendance à se laisser refouler par les viscères abdominaux.

L'incision verticale, si elle donne moins de jour et de liberté, respecte les muscles droits, et par suite la cicatrisation de la plaie est plus rapide; de plus, l'espèce de sphincter formé autour du drain par les droits non divisés, empêche l'écoulement de l'urine par côté, préserve contre l'infiltration l'espace prévésical et facilite le port d'un appareil, s'il y a persistance d'une fistule hypogastrique.

Nous croyons donc que l'on peut avoir recours de préférence à la taille verticale commune, d'autant que, si on est gêné, on n'a qu'à inciser les muscles droits ou prolonger la section. D'ailleurs, Mac Gill, bien qu'il ait employé l'incision transversale, dit, dans les remarques dont il fait suivre ses deux observations, que onze cystotomies lui ont démontré l'avantage de l'incision longitudinale et qu'il se propose de se servir dorénavant de cette dernière.

La section des divers plans de la paroi abdominale ne présente pas de particularités. Mais arrivé, dans l'espace prévésical, le chirurgien peut avoir de la difficulté à reconnaître la paroi de la vessie et à relever le cul-de-sac péritonéal. Pour obtenir ce dernier résultat, la position adoptée — position de Trendelenburg — suffit en grande partie, les viscères abdominaux entraînant avec eux la séreuse. Pour reconnaître la paroi vésicale, on ne saurait songer à distendre cet organe ou à le refouler en avant en employant le ballon de Petersen; aussi les chirurgiens ont-ils eu recours à différents artifices. Ainsi, dans une des observations rapportées par Meyer, on introduisit par la fistule une éponge dans la vessie, de façon à appliquer la face antérieure de cet organe contre la paroi abdominale. — Dans l'observation de Léopold, on incisa la vessie sur un cathéter comme conducteur.

Mac Gill, dans sa deuxième observation, poussa une spatule de cuivre dans le réservoir urinaire et incisa dessus. — Enfin, Pousson a fait la manœuvre suivante : il introduit l'extrémité du doigt à travers le vagin et la fistule jusque dans la vessie, de manière à soulever la paroi antérieure de cet organe. Le cul-de-sac péritonéal est alors aisément relevé en grattant cette paroi antérieure sur la pulpe du doigt qui sert également à soutenir la vessie pour la ponctionner.

La vessie ponctionnée, on agrandit l'ouverture avec un bistouri boutonné, ou mieux des ciseaux ; pour écarter et soulever les lèvres de l'incision vésicale, on passe dans chacune d'elles un fil de soie ; plusieurs chirurgiens recommandent même de réunir les parois vésicale et abdominale.

Ces fils et des écarteurs appropriés maintiennent la béance de l'ouverture vésicale.

Deuxième temps. — *Avivement.* — Il n'est pas nécessaire, pour le pratiquer, de recourir à des instruments spéciaux : ceux destinés à l'opération de la fistule vésico-vaginale par les procédés américains suffisent. On aura donc des bistouris droits pointus et boutonnés ; des bistouris coudés sur le plat ou le tranchant, des ciseaux, des pinces, des érignes. Pousson recommande particulièrement l'usage d'un petit couteau à long manche, coudé sur le plat et tranchant sur le champ ; avec ce couteau, rien n'est plus facile que d'aviver les bords de la fistule du côté de la vessie.

L'avivement, comme quand on opère par le vagin, doit être fait en surface et sur une largeur arrivant à un centimètre (Baumm) ; il doit être complet, c'est-à-dire qu'on ne laissera pas de point qui ne soit cruenté. Pour obtenir un pareil résultat, on se fera présenter les bords de la fistule par les doigts d'un aide introduits dans le vagin. Les chirurgiens allemands et anglais recommandent de se servir d'une lumière électrique pour surveiller les progrès de l'avivement et s'assurer de sa perfection. Ne pouvant aviver, par suite de la dureté du tissu cicatriciel, Léopold a agi de la façon suivante : il a taillé deux lambeaux dont la réunion a amené l'isolement de la fistule dans une sorte de nouvelle vessie indépendante de l'autre.

TROISIÈME TEMPS.— *Suture.* — a) *Nature des fils.*—Quels sont les fils que l'on doit employer? Faut-il des fils de catgut, de soie ou de métal? C'est là une question aussi importante dans l'opération des fistules vésico-génitales par la vessie que dans l'opération par le vagin.

Trendelenburg s'est servi de soie. Baumm l'a aussi employée, mais il recommande — dans ses remarques — l'usage d'un matériel plus résorbable que la soie, par exemple le catgut. La soie, dit-il, à la manière des mèches s'imbibe d'urine, se gonfle, et les points de pénétration du fil s'agrandissant peuvent donner lieu à des fistules secondaires ; mais le catgut, lui aussi, se gonfle et même plus que la soie ; il vaut mieux, d'après lui, se servir de fil métallique.

Mac Gill a employé du catgut chromé pour suturer du côté de la vessie, mais il s'est servi de soie pour les sutures vaginales.

En résumé, lorsque la fistule est absolument inaccessible par le vagin, on est bien forcé de se servir de fils résorbables de catgut. Ces fils ne disparaissent pas en totalité par résorption. Celle-ci ne peut s'exercer qu'au moment où ils traversent les tissus, et au bout de quelques jours l'anse continue qui se trouve dans le vagin et le nœud inclus dans la vessie se détachent : la première sort d'elle-même par la vulve ou est entraînée par les lavages vaginaux ; la seconde, mise en liberté, doit être recherchée avec soin dans les urines, et si elle tarde à sortir, si elle s'incruste de sels calcaires, rien n'est plus facile que de l'extraire avec un petit lithotriteur.

Si le conduit vaginal est assez grand pour nouer les fils dans sa cavité et plus tard les retirer, les fils métalliques sont préférables à tous les autres (Pousson).

b) *Manière de placer les fils et de les nouer.* — Chaque chirurgien a fait d'une façon différente. Ainsi Meyer dit qu'on passa les fils tantôt par la vessie, tantôt par le vagin, et qu'on les noua dans le conduit vaginal.

Baumm fit passer les fils de la vessie dans le vagin au moyen de la manœuvre suivante : les deux bouts du fil étaient munis chacun d'une aiguille et chaque aiguille était conduite du réservoir urinaire dans le canal vaginal.

Mac Gill fit deux sortes de sutures: la première ne comprenait que la muqueuse et le fil employé était du catgut; — dans la seconde, les fils de soie fine comprenaient l'épaisseur de la cloison vésico-vaginale à l'exception de la muqueuse.

Enfin Pousson, ayant à opérer sur une jeune enfant à parties génitales étroites, a eu recours au procédé suivant, dont les manœuvres sont simples et ne réclament aucun outillage spécial : « Une aiguille, très légèrement courbe suivant ses bords, du modèle de Hagedorn, et suffisamment courte pour qu'elle puisse évoluer dans le vagin, est armée d'un fil de catgut n° 1 ou 0 et saisie dans les mors d'un porte-aiguille, de manière à ce qu'elle soit dans l'axe de l'instrument. La lèvre gauche est alors traversée avec cette aiguille un peu en dehors de l'avivement, et la pointe saillante dans le vagin, saisie avec des pinces et attirée hors de la vulve, entraîne avec elle le fil de catgut. La première partie de la besogne est à ce moment faite: le plein du fil traversant la lèvre gauche de la fistule, l'un de ses chefs sort par l'ouverture hypogastrique de la vessie et l'autre par le vagin et la vulve. Il reste à ramener ce dernier chef à travers la lèvre droite de la fistule, de manière à le faire ressortir par l'ouverture vésicale, comme le premier chef, et à former en définitive une anse vaginale embrassant la fistule.

On y arrive à l'aide de l'artifice suivant. L'aiguille dont on s'est précédemment servi, et armée cette fois d'un fil de soie fin, est passée avec le porte-aiguille dans la lèvre droite de la fistule et ramenée par le vagin et la vulve comme précédemment. Puis le chef vaginal de ce fil de soie, réuni au chef correspondant du fil de catgut par un nœud plat, ramené par des tractions à travers la lèvre droite, entraîne avec lui le fil de catgut. »

Le nombre de fils employés dépend évidemment de l'étendue de la perte de substance : ainsi Meyer dit qu'on passa une quinzaine de fils environ ; — Baumm n'en mit que huit ; — Mac Gill, dans la deuxième de ses observations, n'en employa que quatre ; — par contre, Léopold, dans l'opération qu'il fut obligé d'imaginer pour isoler la fistule, ne mit pas moins de trente-six sutures.

Lorsque les fils ont été passés en nombre suffisant, il s'agit d'affronter les lèvres de la fistule et de nouer ces fils? Mais faut-il faire les nœuds dans la vessie ou le vagin? Il est évident qu'il est plus simple de nouer dans la vessie que dans le canal vaginal, car on a plus d'espace et on y voit mieux ; de plus, si on a affaire à des parties génitales étroites, cette étroitesse même empêche de nouer dans le vagin. Mais la suture dans la vessie peut présenter un inconvénient, c'est que les nœuds serviront peut-être d'amorce pour la formation de calculs. Cependant cet inconvénient ne doit point être exagéré, car l'expérience a montré que les nœuds détachés dans la vessie étaient éliminés spontanément.

En règle générale, nous dirons que, si les fils peuvent être

noués dans le vagin, leur mise en place est plus facile et qu'il
y a avantage à se servir de fils métalliques qui sont ensuite
aisément enlevés. C'est ainsi d'ailleurs qu'ont fait la plupart
des opérateurs qui out eu recours à la voie hypogastrique.

Dans ce que nous venons de dire, il ne s'agissait que de la
suture à points séparés. Peut-on employer aussi la suture
continue ou en surjet? Sans doute et même, d'après Pousson,
qui base son dire sur le résultat de deux sutures de ce genre,
ce mode de suture assurerait peut-être une réunion des lèvres de la plaie plus exacte que la suture à points séparés.

QUATRIÈME TEMPS. — *Fermeture partielle et drainage de
la vessie.* — Dans toutes les observations publiées jusqu'ici,
l'ouverture hypogastrique de la vessie n'a pas été complètement fermée; on a toujours laissé un orifice pour l'appareil
de drainage. C'est ainsi qu'ont agi Trendelenburg et les autres chirurgiens qui ont suivi sa méthode, Baumm, Léopold,
Mac Gill; ce dernier même fait de cette pratique le facteur
le plus important de la réussite de l'opération, car, dit-il, il
n'y a ni tension sur les sutures, ni tendance pour l'urine à s'in-
filtrer dans la plaie.

On pourrait peut-être, d'après Baumm, suturer la vessie;
mais pour lui c'est l'état de l'urine qu'il faut considérer : si
elle est fétide, purulente, alcaline, on ne doit pas y songer.

Ainsi donc, après avoir placé l'appareil de drainage, soit
un drain en T, soit mieux les tubes accolés de Guyon-Périer,
on suturera l'incision vésicale au-dessus et au-dessous du
drain. Baumm a employé une suture à double rangée à la
soie; la première rangée comprenait toute l'épaisseur de la
paroi vésicale, la seconde, faite selon la méthode de Lembert,
recouvrait complètement la première. Pousson s'est servi de
catgut.

La suture de la paroi abdominale n'offre pas d'indication

spéciale ; on peut faire des sutures profondes comprenant tous les plans (Baumm), ou bien, comme Mac Gill, suturer séparément les muscles droits et la peau. En tous cas, si on a eu recours, pour une raison quelconque, à l'incision transversale, on aura soin de donner aux fils une direction oblique par rapport aux fibres des muscles droits : la suture n'en sera que plus solide. Avec l'incision transversale, on laissera à l'extrémité ou au centre une ouverture pour le drain et pour le tamponnement de l'espace prévésical.

PANSEMENT. — *Soins consécutifs.* — L'opération terminée, le vagin est modérément bourré avec de la gaze iodoformée, et le pansement de la plaie vésico-hypogastrique est celui de la taille sus-pubienne en général. Comme dans cette dernière, on devra veiller avec soin au bon fonctionnement des tubes de drainage. Est-il nécessaire, comme l'ont fait Trendelenburg et les autres chirurgiens allemands, d'imposer à la malade le décubitus sur le ventre, ou sur le flanc les cuisses fléchies sur l'abdomen et le tronc légèrement courbé en avant ? Ces opérateurs l'ont fait dans le but d'assurer un écoulement constant et sûr de l'urine, de façon à préserver de l'infiltration le tissu conjonctif prévésical.

Nous croyons qu'une pareille position, outre qu'elle est très pénible et compliquée, n'est point indispensable ; la position dorsale suffit pourvu que l'on surveille attentivement le fonctionnement des tubes de drainage.

Si les douleurs provoquées par l'opération sont trop fortes, on fera des injections de morphine, comme Baumm et Léopold. Si les urines sont troubles, s'il y a cystite, il est indiqué de faire des irrigations antiseptiques de la vessie.

Du sixième au huitième jour, les tubes seront supprimés et l'orifice de la vessie pansé à plat ne tardera pas à se fermer. Si on redoutait son occlusion trop rapide et les effets fâcheux de la distension vésicale, il sera facile de prévenir cette dernière en mettant dans la vessie une sonde à demeure, comme dans la méthode américaine.

D'ailleurs on peut parfaitement, comme l'ont fait plusieurs opérateurs, mettre une sonde qu'on laissera continuellement les premiers jours pour ne l'employer plus tard que la nuit.

Si l'on s'est servi de fils de catgut, comme ils ne se résorbent que dans l'épaisseur des tissus, on veillera avec soin à l'expulsion de leurs anses vaginales et surtout vésicales, et au besoin on ira chercher ces dernières dans la vessie avec un petit lithotriteur.

Si l'on a employé des fils de soie ou des fils métalliques noués du côté du vagin, on les enlèvera par ce conduit du huitième au quinzième jour.

En général, les suites de l'opération ne présentent rien de particulier; il est rare que la température s'élève dans les jours suivants. Cependant la chose est possible, et, dans un cas rapporté par Meyer, il y eut pendant quinze jours de la fièvre et des troubles généraux, sans qu'on sût à quoi les attribuer; dans les autres observations, rien de pareil n'est mentionné, à part une ou deux températures survenues immédiatement après l'opération et n'ayant pas duré.

Dans les cas les plus favorables, il a été possible à la femme de quitter l'hôpital un mois après l'opération.

CHAPITRE IV

RÉSULTATS. — AVANTAGES

Pour qu'une opération puisse entrer légitimement dans la pratique courante, il ne suffit pas qu'elle soit possible et qu'elle ait été faite par des chirurgiens rompus aux grandes interventions; il faut qu'elle donne surtout des résultats favorables et meilleurs que les opérations qu'elle a la prétention de remplacer. Ce sont maintenant les résultats de la voie hypogastrique que nous allons faire connaître.

Nous avons dit, dans notre premier chapitre, que les observations de fistules vésico-vaginales par la voie hypogastrique s'élevaient jusqu'ici au nombre de 10; c'est donc sur ce chiffre que nous allons juger la valeur de la méthode; ce chiffre est faible sans doute, mais il est suffisant pour porter un jugement favorable.

Remarquons d'abord que le résultat *quoad vitam* a été excellent : aucune des opérées n'a succombé; ce qui prouve que les manipulations faites sur la vessie, conformément à la méthode antiseptique, ne sont pas plus à redouter qu'une autre intervention.

Nous allons maintenant étudier les résultats opératoires, nous les diviserons en trois catégories :

1° *Succès complets*, c'est-à-dire que la femme a été complètement guérie, tant de sa fistule que de sa plaie hypogas-

trique, qu'il y a eu, si on peut ainsi parler, *restitutio ad in-
tegrum*.

Un pareil résultat a été acquis dans cinq des observations
publiées; la plaie hypogastrique s'est fermée dans les délais
habituels réclamés par ces sortes de solutions de continuité;
la ligne de réunion de la fistule a été cicatrisée dans un temps
variant de quinze jours à trois semaines, et les femmes ont été
délivrées de leur torturante infirmité. Ainsi se sont termi-
nées une des trois opérations de Trendelenburg, une des deux
de Mac Gill, les deux de Bardenheuer et celle de Léopold.

2° *Succès incomplets ou partiels*; dans ces cas, la fistule
proprement dite a été fermée, mais il a persisté ou une fistule
hypogastrique ou des fistules vésico-vaginales secondaires au
point de pénétration des fils, ou bien encore une fistule uréthro-vaginale.

Nous relevons trois cas de ce genre dans nos observations.
Ce sont là, il est vrai, des défectuosités dans la méthode,
mais il est juste de ne pas en rendre responsable la méthode
en elle-même. Ainsi, dans l'opération de Baumm, il resta une
fistule abdominale; mais ne peut-on pas accuser la section
transversale des parties et la tendance qu'ont les tissus divisés
perpendiculairement à leurs fibres à rester séparés. Il se pro-
duisit aussi, au point de pénétration des fils, des fistules qu'on
fut obligé d'aviver au nitrate d'argent ou avec le couteau; or,
nous savons qu'on avait employé de la soie; peut-être l'usage
d'un fil résorbable n'aurait pas eu la même conséquence.

Dans l'observation de Pousson, la perte de substance
s'étendait depuis le méat jusqu'après le bas-fond de la vessie;
or, après l'intervention, il ne restait plus qu'une ouverture
admettant une sonde n° 20; c'est là, ce nous semble, un bon
résultat puisqu'une opération antérieure par la voie vaginale
n'avait amené aucune amélioration.

3° *Insuccès*; on a été obligé, après intervention par la voie
vésicale, de recourir à une opération qu'on voulait éviter.
Dans deux observations seulement, nous enregistrons sem-
blable résultat; dans ces deux cas, on fut forcé, pour remédier à la triste position des malades, de pratiquer l'oblitération
du vagin. Et même encore, dans une de ces observations, tout
le bénéfice de l'intervention par la voie vésicale n'avait pas été
perdu, car la fistule, de l'étendue d'une pièce de 5 francs, s'était
rapetissée jusqu'aux dimensions d'une pièce de 50 centimes.

Il résulte donc, de la statistique que nous venons de faire
connaître, la conclusion suivante : c'est que les succès complets (5) auxquels nous croyons devoir ajouter les succès partiels (3), pour les raisons données plus haut, dépassent de
beaucoup les insuccès (2).

Nous pouvons donc dire que l'opération de la fistule vésico-
vaginale par la « taille haute » a donné jusqu'ici des résultats
très encourageants, surtout si on compare cette méthode à
celles qui ont été proposées comme dernière ressource pour
les cas de fistules inopérables par la voie vaginale.

Tout d'abord, l'ouverture de la vessie et les manœuvres
destinées à oblitérer la perte de substance à travers ce vis-
cère ouvert, n'ont certainement pas plus de gravité que les
divers cléisis génitaux et autres opérations indirectes, puisque, comme nous l'avons déjà vu, aucune des malades opérées jusqu'à ce jour n'a succombé. Ensuite, cette manière
d'attaquer la solution de continuité a la grande supériorité de
ne pas ouvrir la voie à l'infection des appareils génitaux et
urinaires, comme cela peut se produire en faisant déboucher
les liquides utérins dans la vessie. En outre, cette méthode a
l'avantage de conserver intégralement les organes de la gé-
nération.

Bien plus, la section vésicale, dont on maintient les lèvres
entr'ouvertes par le passage des tubes à drainage, augmen-

terait les chances de réunion de la fistule, en prévenant les hémorragies que l'on voit parfois survenir chez les malades opérées par la méthode vaginale. D'ailleurs le Dr Ziembecki a indiqué la taille hypogastrique, faite à temps, comme l'unique moyen de s'opposer à cet accident, dont il attribue la cause prédisposante à la phlébectasie de la cloison vésico-vaginale consécutive à la grossesse. Il s'est appuyé, pour donner ce conseil, sur une donnée très exacte de la physiologie de l'incision sus-pubienne que M. Pousson a fait ressortir, à l'instigation de Guyon, dans sa thèse inaugurale. Cette donnée est la suivante : la vessie une fois ouverte ne se contractant plus, la congestion de ses parois se dissipe et la circulation se régularise, laissant à l'hémostase la possibilité de se faire ici comme dans tous les autres organes et tissus.

Peut-on comparer la voie ischio-rectale, imaginée par le docteur Michaux, et dont nous avons indiqué plus haut le principe, avec la cystotomie préliminaire?

Cette comparaison ne saurait encore être faite, puisque la voie ischio-rectale n'a été employée que par son ingénieux promoteur. D'ailleurs M. Michaux n'a obtenu qu'une fermeture partielle de la fistule et se proposait, lors de sa communication au Congrès de chirurgie, d'en compléter l'oblitération, soit par le vagin, soit par le chemin qu'il avait suivi.

Opératoirement, les diverses manœuvres que nécessite le traitement de la fistule vésico-vaginale ne sont pas plus aisées à travers la fosse ischio-rectale qu'à travers la vessie.

Si on a affaire à un détroit inférieur petit, comme dans le jeune âge, on n'a pas la liberté voulue pour agir sur la fistule. Chez les femmes grasses, à périnée épais, le chirurgien rencontrerait sans doute pour traiter la fistule toutes les difficultés qui se montrent chez l'homme pour le traitement des affections de la vessie par le périnée, et qui ont fait préférer de nos jours la taille haute aux tailles basses.

OBSERVATIONS

Observation I

(Willy MEYER, *Archiv für klinische Chirurgie v. Langenbeck*, 1884)

Fistule vésico-vaginale opérée par la vessie. — Récidive

Catherine B..., de Sch..., âgée de trente-six ans, ouvrière, présente une fistule vésico-vaginale très grande et adhérant par ses bords à la symphyse.

Le 12 mars 1881, dans la clinique de Rostock, on ouvrit la vessie aussi largement que possible au moyen de la taille hypogastrique, et la fistule fut avivée et suturée par cette voie. Mais la guérison ne suivit pas. Finalement la femme fut délivrée de son affection torturante par l'oblitération transversale du vagin.

Observation II

(W. MEYER, *Archiv für klinische Chirurgie v. Langenbeck*, 1884)

Fistule vésico-vaginale très large. — Opération par la vessie. — Récidive

Il s'agit d'une femme de quarante ans, Gertrude B..., de Dussbach.

Le 19 octobre 1883, elle fit ses premières couches. Bien que l'enfant fût très gros et très fort, il naquit cependant sans le secours de l'art. Aussitôt après la naissance, la patiente remarqua l'issue involontaire de l'urine par le vagin

Depuis lors, elle n'avait jamais plus uriné par la voie naturelle.

Le 9 février 1884, l'examen par le toucher vaginal fait percevoir une fistule pouvant admettre trois doigts en travers. Cette fistule ne peut pas être attirée en bas, car de fortes adhérences la fixent à la paroi postérieure de la symphyse ; c'est pourquoi Geheimrath Weit considère l'opération comme impraticable par la voie habituelle.

On fait passer la malade dans la clinique chirurgicale, et le 10 février on tente l'occlusion de la perte de substance par la voie vésicale.

Ne pouvant remplir la vessie, on y fait pénétrer par le vagin une éponge, de façon à appliquer le réservoir urinaire contre la paroi abdominale. Une incision transversale de la peau, longue de 9 centimètres environ, est conduite couche par couche dans la profondeur.

Après la section complète des deux muscles droits et de leur gaîne, on a sous les yeux un tissu de cicatrice dont la section transversale ouvre déjà largement la vessie. (Évidemment il y avait eu pendant l'accouchement une large nécrose de la paroi antérieure de la vessie, et pendant la cicatrisation la fistule avait été fixée définitivement à la symphyse.)

Après avoir relevé le bassin et écarté les lèvres de la plaie, on voit distinctement sur la paroi postérieure de la vessie une perte de substance un peu plus grande qu'une pièce de cinq francs environ, et s'étendant des deux côtés jusqu'au niveau des orifices des uretères. Au moyen de l'éclairage de la vessie, l'œil peut apercevoir la plus grande partie de la paroi postérieure du vagin.

On fait l'avivement des bords de la fistule et leur réunion dans le sens transversal à l'aide d'environ une quinzaine de fils de soie. Ceux-ci sont introduits, tantôt par la plaie opératoire, tantôt par le vagin, à l'aide d'aiguilles droites et courbes, puis on les noue dans le vagin. Cette partie de l'opération est faite en conservant le bassin fortement relevé. Alors la malade est mise dans la position habituelle de la taille et le vagin est éclairé par devant par l'application d'un grand spéculum de Simon et l'intérieur de la vessie l'est par en haut au moyen d'un réflecteur.

Il est intéressant de voir maintenant comment le point de pénétration des sutures passées par la vessie peut être exactement contrôlé et corrigé par l'assistant qui se trouve devant la patiente ; il en est de même pour les sutures passées par le vagin. La réunion des bords de la plaie est rendue difficile par l'induration calleuse du pourtour.

L'opération exécutée sous la narcose dura quatre heures et demie. Suture de la plaie abdominale sur le milieu, drainage des deux côtés. Décubitus sur le flanc gauche. Les quinze premiers jours, fièvre et troubles dans l'état général ; la raison de ses manifestations reste obscure. Coloration ictérique de la peau sur ces entrefaites. Le matin après l'opération, on enlève par précaution deux sutures dans le milieu de la plaie, parce qu'à peine 100 centimètres cubes d'urine avaient coulé par cette plaie ; on enlève les fils qui restent, ainsi que les tubes de drainage qui sortent de la plaie.

Au commencement, l'urine coule tout entière par la plaie abdominale ; le quatrième jour après l'opération, une petite quantité passe aussi par le vagin.

Le 24 février, on pratique l'examen avec le spéculum, et l'on remarque l'union solide de la plaie vésicale des deux côtés, au milieu on coupe quelques fils.

Le vingt et unième jour après l'opération, les premières sutures furent enlevées, ensuite les autres par intervalle. La sortie de l'urine continue à se faire pour la plus grande partie par la plaie abdominale. Celle-ci est guérie le 9 mai.

La fistule, qui s'est rapetissée jusqu'aux dimensions d'une

pièce de 50 centimes, laisse passer de nouveau la totalité de l'urine ; rien ne passe par l'urèthre.

Le 24 mai, une occlusion du reste de la fistule de la première plaie ne peut être terminée, parce qu'il est impossible de rapprocher les bords de la fistule à nouveau avivée. Colpocléisis.

La malade se trouve encore en traitement.

Observation III

(BARDENHEUER, *Centralblatt für Chirurgie*, 1891)

Fistule vésico-utérine. — Opération par la vessie. — Guérison

En 1886, Bardenheuer opéra par la vessie un cas se présentant dans les conditions suivantes : tout le bas-fond de la vessie, une grande partie de sa paroi postérieure et le segment inférieur de l'utérus faisaient défaut, de telle sorte qu'il y avait une grande fistule vésico-utérine.

La vessie fut mise à nu hors du péritoine, on détacha ce dernier de la paroi postérieure du réservoir urinaire, et on sépara le tissu cellulaire situé entre cette même paroi postérieure et le tronçon de l'utérus ; on détacha de même les adhérences latérales de la vessie jusqu'à ce que cette dernière ainsi que les bords de la fistule fussent convenablement mobilisés. On pratiqua alors un avivement conique, la main gauche introduite par la plaie hypogastrique pressait en bas et en avant le bord postérieur de la fistule pendant que la main droite en réunissait les bords dans le vagin.

Par cette manœuvre, on amena en bas et en avant la partie supérieure de la paroi postérieure de la vessie, et elle remplaça ainsi le bas-fond de cet organe.

La guérison fut complète.

Observation IV

(BARDENHEUER, *Centralblatt für Chirurgie*, 1891)

Fistule vésico-utérine. — Opération par la vessie. — Guérison

Dans un deuxième cas, il y avait encore une grande fistule vésico-utérine située à droite de l'utérus mutilé.

Cette fistule était triangulaire ; sa base élargie se trouvait sur la paroi du bassin, tandis que le sommet se terminait entre les deux lèvres mutilées de l'orifice utérin. On tenta de fermer la fistule en l'avivant par le vagin, mais on n'y réussit pas à cause de ses adhérences étendues avec les parois du bassin. La fistule, à travers laquelle on pouvait passer toute la main, fut alors mise à nu par une incision vésicale et avivée. On sutura du côté de la vessie sans passer de fils par le vagin.

La marche de la cicatrisation fut très bonne et, quatre semaines après l'opération, la patiente pouvait retenir l'urine et l'expulser spontanément.

Observation V

(Mac GILL, *The Lancet*, novembre 1890)

Fistule vésico-vaginale résultant de l'ablation d'une tumeur. — Fermeture par la vessie. — Guérison, avec persistance d'un fistule hypogastrique.

E. S..., âgée de cinquante ans, est admise dans la « Leeds Infirmary », dans mon service, le 19 septembre 1889, comme souffrant de rétention d'urine. Pendant vingt-sept ans, elle avait pris du laudanum (à peu près une once et demie par jour). Sa santé était bonne et elle n'avait pas eu de symptômes urinaires jusqu'à cinq mois avant son admission à l'hôpital ; à ce moment, elle remarqua qu'elle était gênée pour uriner, que la miction était accompagnée de douleur et que de temps en temps l'urine était sanguinolente. Les symptômes avaient augmenté peu à peu jusqu'à une rétention complète survenue sept jours avant. Elle ne pouvait pas uriner, mais était soulagée par la miction par regorgement.

A son admission, on trouva la vessie très distendue. Il y avait une masse dure et nodulaire qui s'étendait du méat sur la paroi vaginale antérieure ; elle occupait le plancher de l'urèthre et s'étendait sur le bas-fond de la vessie. On cathétérisa la malade avec quelque difficulté et on retira plusieurs pintes d'urine (pinte = demi-litre environ). La rétention récidiva. La malade ne pouvait être soulagée que par un cathétérisme répété, ce qui causait beaucoup de douleur et quelques hémorragies. On se décida, par conséquent, à opérer en enlevant la tumeur, en fermant la fistule vésico-vaginale ainsi faite et en laissant une ouverture sus-pubienne.

Le 27 septembre, la malade (qui était très maigre) fut placée dans la position dorsale, la tête basse ; on lui attacha les genoux à un support fixé à la table d'opération, les fesses étant supportées par des oreillers. La tête fut placée vers une fenêtre dont toute la lumière tombait ainsi sur l'abdomen. La vessie fut alors distendue par 12 onces d'une solution boriquée. Une incision transversale de 3 pouces de longueur, divisant la peau et les muscles droits, fut faite à un demi-pouce au-dessus du pubis. La vessie exposée fut maintenue par un tenaculum et ouverte transversalement ; on la fixa par trois sutures à la partie profonde de la paroi abdominale, l'empêchant ainsi de retomber dans le bassin.

La malade fut ensuite placée dans la position de la lithotomie et un spéculum introduit dans le vagin. La tumeur, comprimée en bas par les doigts d'un aide, passés à travers la plaie sus-pubienne, fut enlevée avec le bistouri et des ciseaux. Elle était plus étendue qu'on ne l'avait cru. Les deux tiers inférieurs de la circonférence de l'urèthre y étaient impliqués, ainsi qu'une partie du bas-fond de la vessie ; et, lorsqu'on eut tout enlevé, il resta une ouverture admettant facilement deux doigts. On ferma cette ouverture avec des sutures de soie fine passées à travers la paroi vaginale ; les bords furent rapprochés avec grande difficulté et les sutures étaient très distendues.

La malade fut alors remise dans la position dorsale, et on ferma l'ouverture de la muqueuse vésicale avec des sutures de catgut fin. La plaie sus-pubienne de la vessie fut fermée à chaque bout en laissant un orifice assez large pour admettre un tube de drainage ; on sutura les muscles droits et la peau excepté au centre. En poussant une injection dans la vessie, on s'assura que l'ouverture dans le vagin ne laissait point filtrer de liquide. L'examen histologique démontra que la tumeur était un épithélioma pavimenteux.

L'histoire consécutive fut la suivante. Au bout d'une semaine, on trouva que la partie postérieure de la plaie vésicale ne s'était pas réunie, et qu'il existait une fistule par laquelle on pouvait faire passer un doigt. La plaie sus-pubienne se fermait lentement et l'ouverture de la vessie était maintenue béante par un tube qu'on introduisait à intervalles. La vessie était irriguée deux fois par jour avec une solution boriquée, et cette irrigation se faisait par la plaie sus-pubienne ; on faisait aussi des lavages du vagin.

Le 3 novembre, trente-sept jours après l'opération, l'ouverture entre la vessie et le vagin était complètement fermée, guérie, et toute l'urine passait par la plaie sus-pubienne. On donna à la malade un « urinal » et on l'envoya à notre hôpital des Convalescents.

Le 4 janvier, elle revint à l'hôpital et on constata que l'urine passait toujours par le tube urinaire. Il n'y avait pas de récidive de la tumeur. Le 18 janvier, on l'envoya chez elle.

Observation VI

(Mac Gill, *The Lancet*, novembre 1890)

Fistule vésico-vaginale siégeant en avant de l'orifice du col. — Opération par
la taille sus-pubienne. — Guérison.

E. A. W., âgée de dix-sept ans, est admise dans la « Leeds
Infirmary », dans le service du docteur Braithwaite, le 3 janvier 1890. Sachant que j'étais intéressé dans le sujet, il eut la
bonté de la transférer dans mon service. Le 23 novembre
1889, elle avait été accouchée par le forceps, après quarante-
huit heures de travail. Depuis ce moment, toutes ses urines
passaient par le vagin. A l'examen, on trouva le périnée
déchiré jusqu'à l'anus ; il y avait aussi une fistule vésico-vaginale assez large pour admettre le bout de l'index, et située
directement en avant de l'orifice utérin.

Le 11 janvier, la malade fut placée dans la position dorsale, la tête basse ; la vessie fut ouverte transversalement et
fixée à la paroi abdominale, comme dans le cas précédent.
Comme il avait été nécessairement impossible de distendre
le réservoir urinaire, on y avait introduit une spatule de cuivre au moyen de laquelle on avait poussé en haut la paroi
supérieure. Une petite lumière électrique fut alors placée dans
la vessie contre la spatule, et ainsi tout l'intérieur, aussi bien
que la fistule, fut parfaitement éclairé. La fistule étant fixée
et repoussée en haut par les deux doigts d'un aide, placés dans
le vagin, les bords en furent avivés très facilement. Quatre sutures de catgut chromé, passées à travers la muqueuse, la
fermèrent complètement. Pour plus de sûreté, la malade ayant
été mise dans la position ordinaire de la taille, on fit par le
vagin quatre sutures de soie fine renfermant tous les tissus,
excepté la muqueuse vésicale. La plaie sus-pubienne fut fer-

mée en trois couches (vessie, muscles et peau), en laissant un
drain dans la partie médiane.

Les résultats furent très satisfaisants. Le cinquième jour,
on enleva le drain ; le huitième jour, il passa un peu d'urine
par l'urèthre, et, au bout d'une quinzaine, on enleva les sutures vaginales.

En moins d'un mois, la plaie sus-pubienne fut tout à fait
guérie, et, le 13 février, la malade partit pouvant uriner par
la voie naturelle.

Observation VII

(Baumm, *Archiv für Gynækologie*, vol. XXXIX, 1891)

Fistule vésico-cervicale avec destruction du col. — Fermeture par la vessie.
Guérison avec persistance de fistule hypogastrique.

La femme Th..., ouvrière, multipare, fut amenée à l'hôpital,
en janvier de l'année courante, pour une incontinence d'urine.
Elle avait accouché depuis trois semaines, après un travail
très pénible, la poche des eaux s'étant rompue quatorze jours
avant. L'enfant sortit en présentation de la tête, mort-né. La
femme, de forces moyennes, présentait le tableau d'une accouchée gravement infectée. Elle avait de la fièvre et la température montait encore ces jours-là à 40° C. Une urine am-
moniacale s'écoulait par le vagin ; les couches supérieures de
cette urine étaient constituées par des masses de lambeaux
friables, de couleur grise, incrustés de sels urinaires. Au fond
du vagin se trouvaient deux ouvertures : l'une, centrale, laissant passer la pulpe du doigt, communiquait avec la cavité de
l'utérus ; l'autre, située en avant et à droite de la précédente,
et séparée d'elle par un pont d'un demi-centimètre de largeur, avait la dimension d'une pièce d'un franc et communiquait avec la vessie. Les bords de ces deux ouvertures étaient

inégalement circonscrits par des lambeaux nécrosés. Le bassin était assez fortement plat.

Il s'agissait donc d'une fistule vésico-cervicale avec destruction de toute la partie vaginale du col et mortification des parties molles environnantes. Et comme l'état de la femme, comme celui de la fistule, excluaient pour le moment toute idée d'une opération, la malade fut, jusqu'à nouvel ordre, envoyée dans une maison de santé.

Le 26 février de la même année, la femme se présenta de nouveau pour se faire opérer. La fièvre n'avait cessé que depuis très peu de temps; la malade était faible et abattue. Toutes ses urines s'écoulaient par le vagin. Celui-ci ressemblait à un large doigt de gant, avec les deux ouvertures précédemment décrites dans le fond de ce cul-de-sac. A travers la plus petite, qui avait les dimensions d'une lentille, on pouvait apercevoir le canal cervical sur un court trajet. La fistule vésicale laissait facilement passer l'index. Son bord antérieur et latéral présentait un repli tranchant cicatrisé. Sa moitié inférieure était formée par le moignon dur de la lèvre antérieure du col. La muqueuse de la partie inférieure de la vessie pénétrait dans la fistule. Toute la partie supérieure du vagin présentait une masse dure, soudée aux parties sous-jacentes. Toute tentative d'abaisser la fistule ou l'utérus échouait, les mors de la pince ne pouvaient rien contre le dur tissu de cicatrice. Il ne restait donc qu'à pratiquer l'opération dans cette position élevée de la fistule.

Quelle voie choisir pour y arriver? Celle qui a été proposée par Trendelenburg convenait à merveille pour notre cas. Mais le choc qui devait résulter de cette opération me paraissait trop fort pour l'organisme affaibli de la malade. Et, comme le vagin était court et son entrée large, il ne me semblait pas impossible d'arriver au but par la voie vaginale, en épargnant à la malade un choc trop fort.

Me basant sur ces considérations, j'attaquai la fistule par le vagin d'après la méthode connue. Mais je vis bientôt que je n'avais pas assez prévu les difficultés de l'opération. Car, si déjà l'avivement dans la profondeur du vagin était extrêmement pénible, la suture transversale ne pouvait être faite exactement, malgré l'emploi de toute sorte d'aiguilles et de porte-aiguilles. La fistule fut suturée, mais plutôt grâce aux indications du doigt que de la vue, et après que les bords de la plaie eurent été tiraillés pendant un temps très long. J'étais sûr de l'insuccès et me décidai d'avoir recours, lors de la seconde opération, à la méthode de Trendelenburg.

Cette opération fut exécutée le 17 avril, alors que la fistule n'était guérie qu'à moitié. Préparation comme pour une laparotomie; désinfection du vagin. La malade fut placée de telle sorte que, son bassin étant élevé, la moitié inférieure du tronc formait avec la supérieure la moitié d'un angle droit; la tête était tournée vers la fenêtre. Je me servais d'une table d'opération ordinaire ayant une pièce mobile pour placer la tête et sur laquelle reposait la moitié inférieure du tronc. Les jambes dépassaient totalement la table et reposaient sur les épaules d'une aide qui les maintenait solidement, comme le décrit aussi Trendelenburg. Ouverture transversale de l'abdomen et du tissu conjonctif sous-jacent, juste au-dessus de la symphyse pubienne, sur un trajet de 8 à 10 centimètres, après quoi la paroi antérieure de la vessie se trouve très accessible au fond de l'espace prévésical. Hémostase et ouverture transversale de la vessie longue de 6 centimètres environ. Accolement préalable des lèvres de la plaie vésicale à celles de la plaie abdominale. L'intérieur de la vessie devint très visible, la fistule et l'orifice urétéral droit étaient à découvert.

Quant à l'orifice urétéral gauche, il fut trouvé au moyen d'une sonde, à 1 centimètre à gauche de la fistule; il était couvert et caché par la cicatrice qui restait encore de la pre-

mière opération. Pendant cette recherche, je fus trompé par
une toute petite fistule vésico-vaginale, située au milieu de ce
tissu de cicatrice. Je reconnus donc que j'avais affaire, non
pas à une seule, mais à deux fistules qui étaient situées entre
les deux orifices urétéraux. Avivement complet en surface
embrassant les deux fistules. Cet avivement était facile à pratiquer, grâce à un bon éclairage ; il présentait une largeur de
1 centimètre environ, un peu plus étroit au niveau des orifices urétéraux. Un aide présentait par le vagin les surfaces à
avive.. L'orifice peu visible de l'uretère gauche était marqué
par une sonde introduite dans cet orifice. Les surfaces avi-
vées furent suturées au moyen de fils de soie, les nœuds
étant liés du côté du vagin. Dans ce but, chaque bout d'un fil
était muni d'une aiguille et chaque aiguille était passée de la
vessie dans le vagin, où la saisissait la main gauche de l'opé-
rateur. En traversant le bord supérieur de la fistule, une partie du fil passa au travers de la lèvre antérieure du col et ap-
parut à l'orifice de ce dernier. La ligature ne fut faite qu'après
l'exécution des huit sutures, à l'aide du spéculum de Simon.
Deux sutures de réserve furent faites à droite et à gauche de
la surface avivée.

Après quoi, suture à double rangée de l'incision vésicale,
sauf une ouverture centrale, dans laquelle fut introduit un
drain en T.

La première rangée de sutures en soie comprenait toute
l'épaisseur de la paroi vésicale. La seconde rangée, également en soie, fut pratiquée selon la méthode de Lembert et
recouvrait complètement la première. La vessie fut ensuite
irriguée, par l'ouverture destinée au drain, avec une faible solution de sublimé, jusqu'à ce que le liquide s'écoulât clair.
Après nous être assurés qu'une pression modérée ne faisait
apparaître nulle trace de liquide entre les sutures, nous su-
turâmes la paroi abdominale à droite et à gauche du drain

vésical, au moyen de sutures profondes avec fil de soie, en laissant une ouverture latérale de la dimension d'un doigt, par laquelle l'espace prévésical fut tamponné avec de la gaze iodoformée. Tampon de gaze iodoformée dans le vagin.

Traitement post-opératoire. — La malade fut couchée en décubitus latéral, en changeant de temps en temps de côté, dès que le décubitus sur un côté commençait à devenir douloureux, par suite de la pression sur les trochanters. Les douleurs très considérables provoquées par la plaie opératoire, étaient calmées par les injections de morphine. C'est grâce à cette condition que la malade pouvait supporter le décubitus sur le même côté pendant trois à cinq heures.

A partir du cinquième jour, j'autorisai de temps en temps le décubitus dorsal.

La température prise dans le rectum était, du troisième au sixième jour, de 38°9 C. le soir ; à part cela, elle restait normale. L'urine qui s'écoulait par le drain était recueillie dans un bassin plat placé dans le lit.

A la fin, le drain fut, non pas coupé tout à fait au ras de la plaie, mais dépassait celle-ci de 15 centimètres environ. De cette manière, il était possible de préserver la plaie de tout contact de l'urine. Si l'on recueille l'urine dans des blocs d'ouate, ou de quelque autre manière, on arrive difficilement à assurer à la malade un lit propre et sans odeur. En outre, grâce au système que j'ai employé, il était très facile de surveiller l'état du drain et la réaction de la vessie. Les tampons de gaze iodoformée furent changés, la première fois trois jours après l'opération, puis un peu plus souvent.

La plaie abdominale ne guérit pas aussi complètement que dans les cas de Trendelenburg. Quoique des fils très solides fussent placés à travers toute l'épaisseur de la paroi, et commençant assez loin des bords de la plaie, la plupart n'en lâ-

chèrent pas moins, et les bords de la plaie se trouvèrent séparés. Ce n'est qu'en un seul point qu'une réunion immédiate,
large d'un centimètre, persistait. La rétraction des muscles
droits coupés par les fils était trop forte et amena également
la rupture de ce point primitivement réuni. La plaie abdominale était béante dans toute sa longueur. Elle était remplie
d'une bonne couche granuleuse et diminuait progressivement,
mais toujours sous des tampons de gaze iodoformée. De temps
en temps on voyait apparaître, à la surface, des bouts de fils
coupés qui s'éliminaient peu à peu.

Du côté de la vessie, aucun incident au commencement, à
peine y avait-il quelques douleurs cystiques. L'urine, d'abord
un peu sanguinolente, devint bientôt claire et présentait la
réaction acide. Pour conserver cette réaction, la malade pre-
nait toutes les deux heures une cuillerée à bouche d'acide
chlorhydrique (à 2/200), au lieu de l'acide camphorique vanté
par Trendelenburg, et que nous ne pûmes pas nous procurer.

Malheureusement ce tableau changea bientôt. Au cinquième
jour, la réaction acide de l'urine était déjà très faible, pour
devenir tout à fait alcaline le lendemain. Je commençai immédiatement des injections d'eau boriquée dans la vessie,
deux ou trois fois par jour. Au septième jour, une partie de
l'urine s'écoulait de nouveau par le vagin. L'exploration digi-
tale du vagin révèle des dépôts de sels sur les bouts des fils
qui se trouvaient là. Pas de fistule encore. Ce n'est qu'à l'in-
spection de l'intérieur du vagin, après ablation des fils, c'est-
à-dire au onzième jour, que nous vîmes l'urine s'écouler par
trois ponctions faites par l'aiguille et restées ouvertes. La
ligne de suture elle-même était solidement réunie. Dans l'espoir que ces trois ouvertures guériraient d'elles-mêmes, aucun
traitement ne fut institué pour le moment. Le drain vésical
fut laissé en place. Quinze jours après l'opération, il glissa au
dehors, par suite d'un mouvement imprudent de la malade.

La situation devint plus grave que tout à l'heure. La femme avait à l'abdomen une grande plaie béante, l'urine coulait en dessus et en dessous, la malade était constamment baignée par ses urines, qui répandaient une odeur infecte. Nous mîmes une sonde à demeure. Grâce à ce moyen palliatif, nous réussîmes en partie à conserver autour de la malade une atmosphère plus ou moins pure. Trois semaines plus tard, la malade se leva. L'espoir de voir les fistules vaginales se fermer spontanément ne se réalisa point. Deux d'entre elles ne guérirent que cinq semaines après l'opération, grâce à des cautérisations au nitrate d'argent. La troisième résista même à ce moyen. Six semaines après l'opération, j'avivai cette dernière par le vagin, la femme étant en position génu-pectorale, et la réunis par trois sutures avec fils de soie. Les tissus étaient si friables que les fils en coupèrent une assez grande étendue. La malade fut obligée de rester les premiers jours couchée sur le ventre, pour que toutes les urines pussent s'écouler par la fistule abdominale et ne pas souiller la fistule vaginale. De cette façon-là, celle-ci finit par guérir.

Mais la fistule abdominale ne guérit pas complètement. Neuf semaines après l'opération, la plaie abdominale était presque fermée, et il n'en restait plus qu'une surface granuleuse de la grosseur d'un fève, au milieu de laquelle une petite ouverture conduisait dans la vessie.

Comme la fermeture spontanée de cette fistule me parut impossible, j'en avivai les bords et je suturai. La guérison ne survint pas. Je pratiquai un nouvel avivement en enlevant un lambeau en forme de tranche de melon, et je suturai, non plus des bords, mais des surfaces. Toujours pas de résultat. La malade quitta l'hôpital en gardant sa fistule. Grâce à un bandage approprié et à l'émission fréquente de l'urine par les voies naturelles, son état était plus ou moins supportable.

Observation VIII

(Léorold, publiée par Jacob Rosenthal, *The american Journal of obstetrics*, vol. XXVII, mars 1893.)

Fistule vésico-cervicale. — Opération par la taille sus-pubienne. — Isolement de la fistule en dehors de la vessie. — Guérison.

A. S., âgée de vingt-sept ans, mariée depuis un an, est admise à l'hôpital le 15 juin 1892. Ses parents sont en bonne
santé ; elle fait partie d'une famille de huit enfants dont deux
sont morts. A trois ans, elle a été rachitique et aussi chloro-
tique. Réglée à seize ans, actuellement ses règles reviennent
toutes les trois ou quatre semaines, durent trois jours, et sont
précédées de douleurs lombaires.

Le 24 avril 1892, elle donna naissance à son premier enfant. Cet enfant était à terme et bien développé. La femme
étant primipare, le travail dura quatre jours ; mais, à part
cela, l'accouchement fut normal, car, au bout de ce temps, elle
accoucha spontanément, le fœtus cependant mort.

Pendant neuf jours, après l'accouchement, elle resta en bon
état, sans fièvre. Le neuvième jour, en se levant, elle remarqua le passage involontaire de ses urines par le vagin. Elle
mentionna accidentellement qu'elle avait assez transpiré pendant la dernière période de sa grossesse et qu'elle avait eu
quelques douleurs à l'abdomen, surtout aux flancs. Actuellement, elle se plaint de ne pas pouvoir du tout retenir ses urines lorsqu'elle est couchée, et seulement un peu lorsqu'elle
est assise. Il y a aussi un écoulement muco-purulent du vagin. Pas de constipation ; appétit et état général bons.

A l'examen, on trouve que le vagin contient une quantité
d'urine qui semble provenir d'une ouverture en fente située
entre la vessie et le col, assez haut, sur la paroi vaginale an-

4

térieure et du côté droit. L'urèthre est normal. Les urines retirées par le cathéter renferment des mucosités mais pas d'albumine, et déposent après un certain temps un sédiment qui, sous le microscope, fait voir de l'épithélium vésical polygonal.

Deux jours après, 17 juin, on fait un examen sous l'anesthésie, et on trouve que la paroi antérieure du col du côté droit a presque disparu, et présente à ce niveau une dépression en entonnoir. Tout essai de ramener le col dans le champ de la vision fut inutile, car tout ce qui restait de la paroi antérieure et du tissu voisin était fixé à la cavité pelvienne par des adhérences inflammatoires. Une sonde courbe fut donc introduite dans l'urèthre, puis passée par la vessie et le col jusque dans le vagin, fixant ainsi le diagnostic de fistule vésico-cervicale. De plus, on se décida à ce moment, à cause de l'impossibilité d'opérer par le vagin, par suite des adhérences anciennes et étendues, à faire une « taille » qu'on exécuta cinq jours plus tard.

Opération. — Le 22 juin, la malade fut anesthésiée, et, après un nettoyage complet des organes génitaux externes et du vagin avec une solution de sublimé à 1/4000, on la plaça dans la position de Trendelenburg. Le professeur Léopold, avec l'aide du docteur Goldberg, fit une incision parallèle à la symphyse et longue de 10 centimètres, et une autre de même longueur sur la ligne blanche et perpendiculaire à la première. Les muscles droits furent disséqués du pubis, afin d'exposer la paroi antérieure de la vessie. Sur un cathéter dans la vessie comme conducteur, on ouvrit la paroi antérieure et supérieure de ce réservoir sur une longueur de quatre centimètres ; cette incision fut élargie pendant l'opération. Les bords de la plaie furent suturés à la paroi abdominale par deux sutures de soie provisoires. On put alors voir l'intérieur de la vessie et enlever une petite pierre molle de 2 centimètres de longueur sur 1 cent. 1/2 d'épaisseur. On constata aussi que la fistule était placée en haut sur la partie droite de la vessie, vis-à-vis de la branche descendante du pubis du même côté, et qu'elle communiquait en ce point avec l'utérus, formant ainsi une fistule vésico-cervicale; de plus, un trajet fistuleux irrégulier, d'où s'écoulait un peu de pus, communiquait avec l'articulation pubienne. L'urèthre était normal, et son orifice assez grand pour admettre le doigt. La tentative d'aviver les bords de la fistule fut impraticable, à cause des adhérences trop solides des tissus au bassin ; il y avait aussi peu de chance d'obtenir une réunion en suturant cette ancienne ouverture indurée, auquel cas (si on ne réussissait pas) on serait obligé de rouvrir le ventre plus tard pour une autre opération.

Comme l'urèthre et les uretères se trouvaient au-dessous de la fistule, on poursuivit donc la méthode suivante : on sépara la vessie de la symphyse et on fit deux lambeaux provenant, l'un de la première incision vésicale, l'autre de la paroi vésicale en commençant au-dessous de la fistule. La vessie fut alors irriguée avec une solution faible (1/100) de borosalicylate ; et puis on amena au contact les bords des deux lambeaux au moyen de trente-six sutures de soie fine, quelques-unes intéressant toute l'épaisseur de la paroi et d'autres respectant la muqueuse.

Il en résulta une nouvelle vessie de grandeur moindre avec la fistule en dehors, dans une poche au-dessus de la cloison nouvellement faite. La vessie fut décollée du col à droite pour pouvoir fermer la fistule avec plusieurs sutures en catgut; auparavant on fit passer de la gaze iodoformée dans le canal cervical à travers l'ouverture fistuleuse, de façon à faire le drainage par le vagin.

On sonda le trajet fistuleux qui menait dans la symphyse, et on trouva que le cartilage de l'articulation était en grande

partie détruit et que les os voisins étaient cariés. L'articulation et le trajet fistuleux furent bien grattés avec une curette
de Volkmann, et on enleva ce qui restait du bord supérieur
du cartilage. Après le nettoyage de cette plaie, les bords de
la symphyse furent rapprochés et suturés avec des fils en argent et en soie.

La poche laissée en dehors de la nouvelle vessie fut alors
fermée par des sutures profondes de catgut, et on y plaça de
la gaze iodoformée et un drain qui arrivaient jusqu'à l'incision abdominale. On plaça un autre drain dans l'ouverture de
la symphyse, et les deux drains furent fixés à la paroi abdominale. La plaie extérieure fut fermée, à l'exception d'une
petite ouverture qu'on laissa dans le voisinage de la symphyse et qu'on bourra de gaze iodoformée. C'est ainsi qu'on
acheva l'opération après avoir placé un cathéter dans la vessie et l'y avoir fixé.

Le traitement consécutif fut le traitement ordinaire antiseptique. Il n'y eut que deux jours de température élevée, l'un
le soir de l'opération (38°2), l'autre huit jours après où le
thermomètre, à cause de quelque accident intestinal, monta à
39°. Autrement la convalescence fut normale. Contre la douleur, on employa la morphine à petites doses ; et, comme les
urines étaient troubles, on lava tous les jours la vessie avec
de l'eau distillée. Au bout de trois semaines, on enleva les
sutures d'argent. Au bout de quatre semaines, la malade put
se lever et le cathéter ne fut gardé que la nuit. A cause de la
carie de l'articulation pubienne, la malade fut gardée bien
plus longtemps à l'hôpital, jusqu'au 6 septembre, c'est-à-dire
deux mois et demi après l'opération ; à cette époque, elle
pouvait retenir ses urines de deux à trois heures.

Observation IX

(Poussou, *Archives provinciales de chirurgie*, n° 12, décembre 1894)

Fistule uréthro-vésico-vaginale chez une fillette. — Taille sus-pubienne. — Fermeture de la fistule par la vessie. — Guérison avec persistance de la fistule uréthro-vaginale.

Antécédents. — H..., âgée de six ans, est une petite fille d'assez chétive apparence.

Il y a deux ans, mon excellent ami, le professeur Piéchaud, l'a opérée d'un calcul vésical qui, après avoir ulcéré la cloison vésico-vaginale, faisait saillie dans le vagin.

Depuis cette époque, la malade perd constamment ses urines. A deux reprises différentes, on a essayé d'oblitérer la fistule par le vagin ; mais ces tentatives ont échoué.

Lorsque je vois pour la première fois la petite X... dans le service de la clinique chirurgicale des enfants, en septembre 1892, je la trouve pâle, amaigrie, peu développée pour son âge. Elle passe toutes ses journées assise sur une chaise, au lieu de jouer avec ses petites camarades ; aussi est-elle profondément triste et la faiblesse de son intelligence tient peut-être à l'isolement auquel elle est condamnée.

Examen des parties.— En l'examinant, je constate la présence d'un gonflement œdémateux considérable des grandes lèvres, qui forment deux bourrelets saillants fermant la vulve. Les téguments qui recouvrent ces grandes lèvres sont sains, du moins dans la portion que l'on voit sans les écarter ; mais, au niveau de la commissure inférieure, l'écoulement incessant de l'urine a déterminé des ulcérations se prolongeant sur le périnée, qu'elles ravinent profondément ; de la fourchette à l'anus s'étend un sillon ulcéré, profond, à bords taillés à pic et recouvert d'un enduit muqueux imprégné de sels calcaires. L'écartement des grandes lèvres montre leur face interne et

4.

toute la vulve tapissée d'une couche muco-purulente, grisâtre, infiltrée de sels phosphatiques.

Introduisant le petit doigt dans le vagin, je reconnais l'existence d'un orifice mettant en communication ce conduit et la vessie. Cet orifice admet l'extrémité du petit doigt, qui pénètre dans le réservoir urinaire et est senti facilement à travers l'hypogastre déprimé.

En arrière de l'angle postérieur de la fistule, il existe un éperon d'un centimètre de longueur environ, séparant cet angle postérieur du fond du vagin.

Ce conduit, malgré la dilatation antérieure exigée par les deux tentatives opératoires, n'a guère un diamètre supérieur à 2 centimètres et demi ; je ne puis donc voir que très imparfaitement la fistule ; mais, en examinant le vestibule, je constate *de visu* que la paroi inférieure de l'urèthre a été détruite et qu'une fistule uréthro-vaginale fait suite à la fistule vésico-vaginale.

Les deux tentatives d'oblitération par le vagin, faites par le professeur Piéchaud, ayant échoué, je ne songe pas à les renouveler, et je prends le parti d'opérer la petite malade en me créant une voie d'accès à la fistule par l'ouverture sus-pubienne de la vessie.

Opération.— Le 27 septembre 1892, la jeune X... est chloroformée. Le vagin, la vulve et l'hypogastre, sont lavés et désinfectés à la solution de sublimé. Le vagin est distendu au moyen d'une boule d'ouate entourée de gaze iodoformée, de manière à former un plan résistant permettant de mieux reconnaître les parties après l'incision de la paroi abdominale. Cela fait, j'incise la paroi au-dessus du pubis sur la ligne médiane, dans une étendue de 5 centimètres environ ; la ligne blanche traversée, je reconnais la graisse jaune sous-péritonéale qui est en faible quantité.

Le tampon d'ouate, mis préalablement dans le vagin, n'offrant pas assez de résistance pour que je puisse relever le cul-de-sac péritonéal en grattant avec l'ongle la face externe de la vessie, j'introduis le doigt de la main gauche par le vagin dans le réservoir urinaire à la faveur de la fistule et, sur ce doigt soulevant la paroi antérieure, je relève le cul-de-sac du péritoine. Ce relèvement se fait bien ; mais, malgré le soin que j'ai de mettre ma malade dans la position de Trendelenburg, la séreuse poussée par les anses intestinales tend à faire saillie dans le champ opératoire ; aussi un aide sera-t-il obligé de la retenir à l'aide d'un rétracteur durant tout le cours de l'opération.

La paroi de la vessie bien mise à nu, je l'incise en me guidant sur mon doigt, qui n'a pas abandonné sa cavité. Je donne à cette incision environ 4 centimètres de longueur, et je passe de suite un fil de soie dans chacune de ses lèvres pour les soulever et les écarter.

Pendant que deux aides maintiennent ces fils suspenseurs, j'avive les deux lèvres de la fistule. Je me sers pour cela d'un bistouri boutonné, au tranchant duquel mon doigt, introduit dans le vagin, présente successivement chacune de ses lèvres.

L'avivement achevé, je dispose les fils de catgut, dont j'ai résolu de me servir, de la manière suivante. Une aiguille à chas, presque droite, d'une dimension convenable et armée d'un catgut n° 0, est passée dans la lèvre gauche de la fistule, à une bonne distance de son bord libre ; puis son extrémité saillante dans le vagin est saisie avec une pince et entraînée hors de la vulve. Le fil de catgut ayant suivi, il en résulte qu'un de ses chefs sort par l'ouverture de la vessie et l'autre par la vulve. Pour ramener ce dernier chef de la vulve à l'ouverture de la vessie, après avoir traversé la lèvre droite de la fistule, et lui faire décrire une anse vaginale, je procède comme suit. L'aiguille qui m'a servi tout à l'heure, armée cette fois-ci d'un fil de soie fine, est passée par l'ouverture hypogastrique à travers la lèvre droite de la fistule et entraînée hors de la vulve, comme l'a été précédemment le fil de catgut traversant la lèvre gauche. Le chef du fil de soie, débarrassé de son aiguille, est noué au chef correspondant du fil de catgut, et, finalement, ce fil, ramené par des tractions par l'ouverture vésicale, passe par la lèvre droite de la fistule et forme une autre anse vaginale embrassant la fistule dans sa concavité. Deux autres fils de catgut sont passés par le même artifice en avant du premier, et, pour affronter les lèvres de la solution de continuité, il ne me reste plus qu'à nouer les chefs respectifs de chacun des fils dans l'intérieur de la vessie: ce que je fais sans grande difficulté.

La fistule vésico-vaginale étant de la sorte oblitérée, je procède à la reconstitution de la paroi inférieure de l'urèthre. Je commence d'abord par refaire le méat: ce qui est très facile, grâce à l'existence de chaque côté d'une petite languette de tissu, dont je n'ai qu'à aviver et à suturer les bords à l'aide de deux crins de Florence très souples. La réfection du corps du canal est plus difficile; j'y parviens cependant, en avivant longitudinalement les parois du vagin, de chaque côté de la gouttière uréthrale, et en les affrontant au moyen de fils de soie plate passés avec des aiguilles très courbes. Une sonde de caoutchouc, préalablement placée dans la vessie, a servi de moule à ce canal et elle assurera la sortie des urines jusqu'à la réunion des parties. Pour assurer mieux encore cet écoulement, je place dans l'orifice hypogastrique de la vessie un tube de Guyon-Périer de faible calibre. Je suture au-dessus et au-dessous de ce tube, la vessie d'abord, puis les muscles droits au catgut, et enfin les téguments au crin de Florence. Saupoudrage de la plaie à l'iodoforme; bourrage du vagin à la gaze iodoformée; enveloppement ouaté.

Suites et résultat. — Les suites furent des plus simples. La malade, malgré sa faible constitution, supporta très bien le choc opératoire ; la température monta de quelques dixièmes de degré les trois premiers jours, sans dépasser 38° ; puis tout rentra dans l'ordre. La sonde placée dans l'urèthre et le tube sortant par l'hypogastre fonctionnèrent régulièrement. Au neuvième jour, je les enlevai tous les deux.

Pendant quelques jours, l'urine s'écoula à la fois par l'hypogastre et l'urèthre. Ce dernier me paraissait cependant parfaitement reconstitué au point de vue anatomique, lorsque, vers le quinzième jour, les lèvres de la gouttière uréthrale se désunirent. Quant à la fistule vésico-vaginale proprement dite, ses bords se maintinrent réunis. Je pus en effet m'assurer, en portant le doigt dans le vagin, que l'éperon séparant ce conduit de la vessie, qui avant l'opération mesurait un centimètre de longueur, avait approximativement plus de 4 centimètres, et qu'il était impossible à l'extrémité de mon petit doigt de pénétrer dans la vessie. Au lieu de s'écouler par une large brèche dans le vagin, l'urine s'échappait par un orifice admettant une sonde n° 20, orifice représentant en quelque sorte le col de la vessie dépourvu d'urèthre. Je me proposai de tenter à nouveau la reconstitution du canal ; mais je n'ai pas eu occasion de revoir la petite malade.

CONCLUSIONS

Nous croyons pouvoir tirer de notre travail les conclusions suivantes :

1° La méthode de traitement de certaines fistules vésico-vaginales par la voie hypogastrique est rationnelle et parfaitement légitime ;

2° Sans avoir la prétention d'être substituée à la méthode américaine, qui a fait ses preuves, elle est appelée à devenir le traitement de choix pour toute une catégorie de fistules inopérables par le vagin ;

3° Elle donne incontestablement des résultats meilleurs que les diverses opérations de la méthode dite indirecte et doit, par suite, leur être préférée.

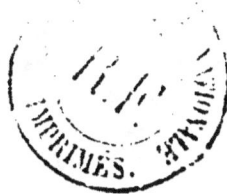

INDEX BIBLIOGRAPHIQUE

VERNEUIL. — Mémoires de chirurgie (Article Fistules vésico-vaginales, tome I⁰ʳ, 1877).

LEBLOND. — Traité élémentaire de chirurgie gynécologique, 1878.

MONOD. — Article Fistules urinaires (Dictionnaire encyclopédique des sciences médicales, 1886).

MICHAUX. — Congrès français de chirurgie (VI° session), 1892.

MEYER. — Archiv für klinische Chirurgie von Langenbeck, 1884, page 521, t. XXXI.

BARDENHEUER. — XX° Congrès des chirurgiens allemands (Compte rendu du Centralblatt für Chirurgie, 1891, p. 139).

MAC GILL. — An operation for vesico-vaginal fistula through a suprapubic open in the bladder (The Lancet, vol. II, nov. 1890, p. 966).

BAUMM. — Zur Operation der Blasen-cervixfisteln von der Blase aus (Archiv für Gynœkologie, 1891, tome XXXIX, p. 492).

Jacob ROSENTHAL. — An operation for the cure of vesico-cervical fistula by the sectio alta, with recovery (The american Journal of obstetrics and diseases of women and children, v. XXVII, mars 1893).

POUSSON. — Archives provinciales de chirurgie, n° 12, déc. 1894, p. 741.

154

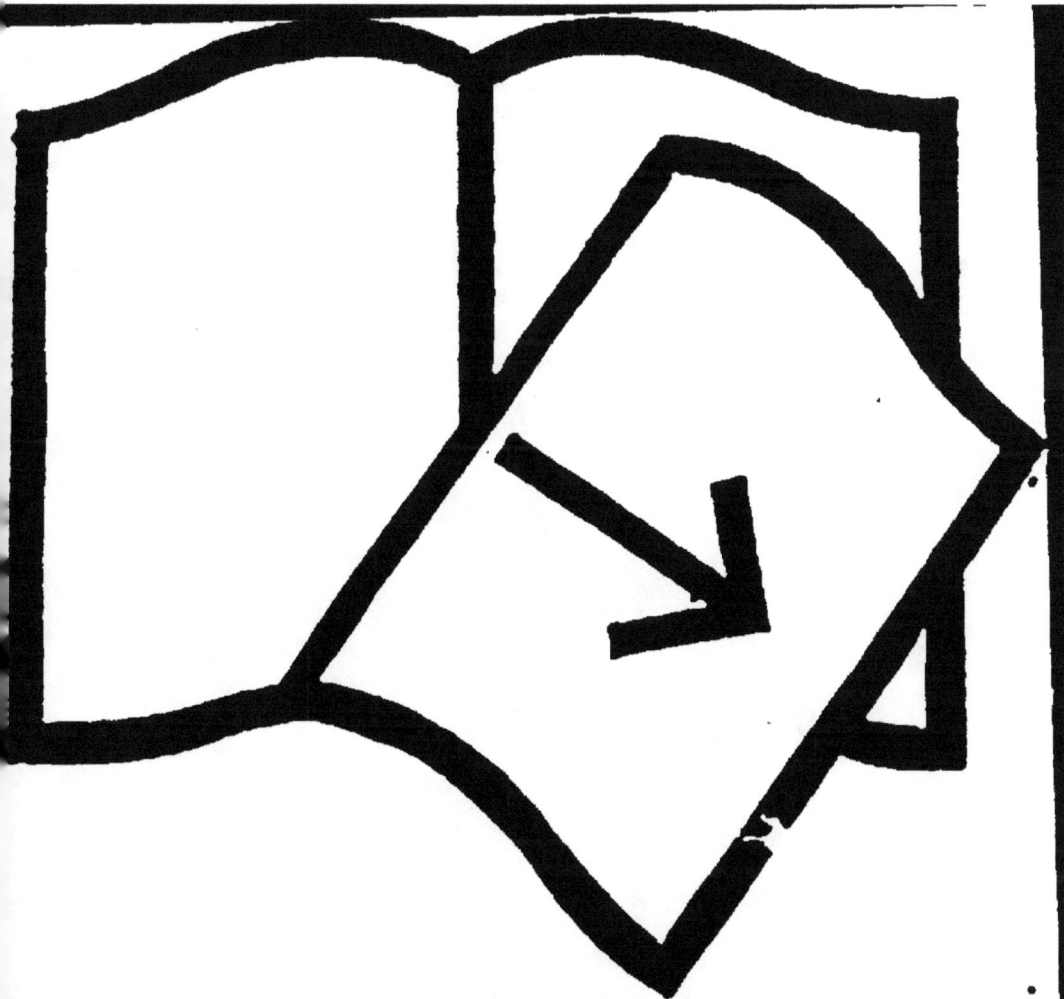

Documents manquants (pages, cahiers...)

NF Z 43-120-13

www.ingramcontent.com/pod-product-compliance
Lightning Source LLC
Chambersburg PA
CBHW070828210326
41520CB00011B/2161